PRENDRE SOIN DE SOI APRÈS 50 ANS

Sylvain MILON

SYLVAIN MILON

SOMMAIRE

INTRODUCTION

Bienvenue dans "Prendre soin de soi après 50 ans". Ce livre est un guide complet pour tous ceux qui souhaitent maintenir une santé optimale et une qualité de vie élevée au-delà de la cinquantaine. L'âge mûr est une période de transition et de changements, mais cela ne signifie pas que vous devez sacrifier votre bien-être.

Ce livre aborde les différents aspects de l'autosoins après 50 ans, en mettant l'accent sur les habitudes, les pratiques et les choix de vie qui peuvent avoir un impact positif sur votre santé physique, mentale et émotionnelle. Chaque chapitre offre des conseils pratiques, des informations basées sur des preuves scientifiques et des témoignages inspirants de personnes qui ont réussi à maintenir une qualité de vie élevée à un âge avancé.

Le premier chapitre, intitulé "L'importance de l'autosoins à l'âge mûr", explore pourquoi il est crucial de prendre soin de soi après 50 ans. Il met en évidence les défis spécifiques auxquels les personnes d'âge mûr peuvent être confrontées, tels que les changements hormonaux, les problèmes de santé courants et les obligations familiales. Vous découvrirez également les avantages et les opportunités qui accompagnent cette période de la vie et comment l'autosoins peut vous aider à les maximiser.

Dans ce chapitre, nous aborderons également les différents aspects de l'autosoins, y compris la santé physique, l'alimentation, l'activité physique, la gestion du stress, les soins de la peau, le sommeil et la récupération, la santé mentale et émotionnelle, les relations sociales, l'apprentissage continu, la sexualité, et bien plus encore. Vous obtiendrez des informations précieuses sur chacun de ces sujets et des conseils pratiques sur la façon de les intégrer dans votre vie quotidienne.

Que vous soyez déjà engagé dans un mode de vie sain ou que vous cherchiez à apporter des changements positifs, ce livre vous aidera à développer une approche globale de l'autosoins qui vous permettra de vous épanouir pleinement après 50 ans. Préparez-vous à découvrir des conseils pratiques, des témoignages inspirants et des ressources précieuses pour créer une vie épanouissante et équilibrée. Il est temps de prendre soin de vous et de profiter pleinement de cette nouvelle phase de votre vie.

CHAPITRE 1 :
L'IMPORTANCE
DE L'AUTOSOINS
À L'ÂGE MÛR

À mesure que nous avançons dans la vie, il est essentiel de prendre soin de nous-mêmes. L'autosoins, qui englobe toutes les actions que nous entreprenons pour préserver notre bien-être physique, mental et émotionnel, revêt une importance encore plus cruciale à l'âge mûr. Dans ce premier chapitre, nous explorerons en détail pourquoi l'autosoins est si essentiel à cette étape de la vie et comment il peut influencer notre santé et notre qualité de vie.

L'âge mûr est une période de transition et de changements, tant sur le plan physique que sur le plan émotionnel. Notre corps subit des transformations, nos responsabilités évoluent et notre perspective de la vie se modifie. C'est pourquoi il est crucial d'accorder une attention particulière à notre bien-être global.

Tout d'abord, l'autosoins à l'âge mûr permet de prévenir et de gérer les problèmes de santé courants associés à cette période de la vie. En prenant des mesures actives pour maintenir une bonne santé physique, nous pouvons réduire les risques de maladies chroniques telles que les maladies cardiaques, le diabète, l'arthrite et l'hypertension artérielle. L'exercice régulier, une alimentation équilibrée et des visites régulières chez les professionnels de la santé jouent un rôle crucial dans la prévention et la détection précoce de ces problèmes de santé.

En outre, l'autosoins à l'âge mûr contribue à notre bien-être mental et émotionnel. Cette période de la vie peut être marquée par des défis tels que la retraite, les changements familiaux, les pertes et les transitions. En prenant soin de notre santé mentale et émotionnelle, nous pouvons mieux faire face à ces défis et maintenir une attitude positive. La pratique de techniques de gestion du stress telles que la méditation, la respiration profonde et l'engagement dans des activités qui nous apportent de la joie peuvent favoriser notre équilibre émotionnel et notre bien-être psychologique.

L'autosoins à l'âge mûr ne se limite pas seulement à la prévention et à la gestion des problèmes de santé, il s'agit également d'investir dans notre qualité de vie globale. En prenant soin de nous-mêmes, nous pouvons maintenir notre énergie, notre vitalité et notre joie de vivre. Cela nous permet de rester actifs, engagés et épanouis dans nos relations sociales, nos loisirs et nos activités intellectuelles.

Il est également important de souligner que l'autosoins à l'âge mûr est un acte d'amour envers soi-même. Après des années consacrées aux autres, il est temps de se donner la permission de prendre soin de nos propres besoins et de notre bien-être. L'autosoins nous permet de cultiver une relation positive avec nous-mêmes, basée sur l'amour, le respect et l'acceptation.

En conclusion, l'autosoins à l'âge mûr revêt une importance capitale pour notre santé et notre qualité de vie. C'est un investissement précieux que nous faisons en nous-mêmes pour préserver notre bien-être physique, mental et émotionnel. En prenant des mesures actives pour prendre soin de nous-mêmes, nous pouvons prévenir les problèmes de santé, favoriser notre bien-être psychologique et maintenir notre vitalité et notre épanouissement. Il est temps de placer l'autosoins au cœur de notre vie à l'âge mûr et de vivre pleinement cette étape avec santé, bonheur et sérénité.

CHAPITRE 2 : NUTRITION ÉQUILIBRÉE POUR UNE SANTÉ OPTIMALE

La nutrition joue un rôle essentiel dans notre santé à tout âge, mais elle revêt une importance encore plus cruciale à l'âge mûr. Une alimentation équilibrée et nutritive est la clé pour maintenir une santé optimale, renforcer notre système immunitaire et prévenir les maladies chroniques. Dans ce chapitre, nous explorerons l'importance d'une nutrition équilibrée à l'âge mûr et découvrirons les principes d'une alimentation saine et adaptée à nos besoins spécifiques.

À mesure que nous vieillissons, nos besoins nutritionnels évoluent. Notre métabolisme ralentit, notre masse musculaire diminue et notre capacité à absorber certains nutriments peut être réduite. C'est pourquoi il est essentiel de veiller à ce que notre alimentation soit riche en nutriments essentiels pour répondre aux besoins spécifiques de notre corps.

La première étape vers une nutrition équilibrée consiste à inclure une variété d'aliments dans notre alimentation quotidienne. Les fruits, les légumes, les céréales complètes, les protéines maigres et les produits laitiers faibles en gras devraient constituer la base de notre régime alimentaire. Ces aliments fournissent une gamme de nutriments essentiels tels que les vitamines, les minéraux, les fibres et les protéines nécessaires à notre santé globale.

Il est également important de contrôler notre apport en calories pour maintenir un poids santé. À mesure que nous vieillissons, notre métabolisme ralentit, ce qui signifie que nous avons besoin de moins de calories pour maintenir notre poids. En ajustant nos portions et en choisissant des aliments nutritifs mais faibles en calories, nous pouvons éviter la prise de poids excessive et maintenir un poids santé.

Un autre aspect clé de la nutrition à l'âge mûr est la prise de calcium et de vitamine D pour maintenir la santé osseuse. Les femmes ménopausées, en particulier, sont plus sujettes à l'ostéoporose, une maladie caractérisée par une faible densité osseuse. Il est recommandé de consommer des aliments riches en calcium tels que les produits laitiers, les légumes verts à feuilles et les fruits secs, ainsi que de s'exposer au soleil pour synthétiser la vitamine D.

En vieillissant, il est également important de surveiller notre consommation de sodium. Une consommation excessive de sodium peut entraîner une augmentation de la pression artérielle et augmenter le risque de maladies cardiovasculaires. Il est conseillé de limiter les aliments transformés, les aliments riches en sel et d'opter pour des alternatives plus saines, comme les herbes et les épices pour rehausser la saveur des plats.

Enfin, il est essentiel de maintenir une bonne hydratation. Avec l'âge, notre sensation de soif peut diminuer, ce qui peut entraîner une déshydratation. Il est recommandé de boire suffisamment d'eau tout au long de la journée et de surveiller notre consommation de boissons sucrées ou alcoolisées, qui peuvent contribuer à la déshydratation.

En conclusion, une nutrition équilibrée est essentielle pour une santé optimale à l'âge mûr. En choisissant des aliments nutritifs, en contrôlant nos portions et en répondant aux besoins spécifiques de notre corps, nous pouvons renforcer notre système immunitaire, prévenir les maladies chroniques et maintenir notre bien-être général. Il est temps de prendre soin de notre alimentation et de faire des choix éclairés pour une vie saine et épanouissante après 50 ans.

CHAPITRE 3 : MAINTENIR UNE ACTIVITÉ PHYSIQUE RÉGULIÈRE

L'activité physique régulière est un élément essentiel pour préserver notre santé et notre bien-être à tout âge, et cela revêt une importance encore plus cruciale à l'âge mûr. Une vie sédentaire peut entraîner une perte de masse musculaire, une diminution de la force, une baisse de la mobilité et une augmentation du risque de maladies chroniques. Dans ce chapitre, nous explorerons l'importance de maintenir une activité physique régulière à l'âge mûr et découvrirons les différents types d'exercices bénéfiques pour notre santé globale.

Tout d'abord, il est important de comprendre que l'activité physique régulière a de nombreux avantages pour notre corps et notre esprit. Sur le plan physique, l'exercice régulier aide à maintenir une masse musculaire adéquate, à améliorer la densité osseuse et à renforcer le système cardiovasculaire. Il favorise également une meilleure flexibilité, une plus grande mobilité et une coordination améliorée, ce qui nous aide à rester actifs et indépendants à mesure que nous vieillissons.

Sur le plan mental et émotionnel, l'activité physique régulière contribue à réduire le stress, à améliorer l'humeur et à favoriser une meilleure qualité de sommeil. Lorsque nous faisons de l'exercice, notre corps libère des endorphines, des substances chimiques naturelles qui procurent une sensation de bien-être et de bonheur. Cela peut avoir un impact positif sur notre santé mentale, nous aider à gérer l'anxiété et la dépression, et renforcer notre estime de soi.

Maintenir une activité physique régulière ne signifie pas nécessairement s'engager dans des exercices intenses ou épuisants. L'important est de choisir des activités qui nous plaisent et qui correspondent à notre condition physique. Les activités d'intensité modérée telles que la marche rapide, la natation, le vélo, le tai-chi ou le yoga sont d'excellentes options pour maintenir notre condition physique sans trop solliciter nos articulations.

Il est recommandé de viser au moins 150 minutes d'activité physique d'intensité modérée par semaine, réparties sur plusieurs jours. Cela peut être réalisé en faisant des séances d'environ 30 minutes cinq jours par semaine. Si cela semble difficile à atteindre, il est important de se rappeler que chaque petite action compte. Marcher pendant les pauses, prendre les escaliers plutôt que l'ascenseur, jardiner ou danser à la maison sont autant de moyens simples d'augmenter notre niveau d'activité.

En plus des exercices cardiovasculaires, il est également essentiel d'inclure des exercices de renforcement musculaire dans notre routine d'activité physique. Le renforcement musculaire aide à maintenir notre masse musculaire, à améliorer notre équilibre et notre stabilité, et à prévenir les chutes, qui peuvent être particulièrement préoccupantes à l'âge mûr. Des exercices tels que la musculation, l'utilisation de poids légers ou la pratique de la gymnastique douce peuvent être bénéfiques.

Il est également important de ne pas négliger l'échauffement et les étirements avant et après l'exercice. Un échauffement adéquat permet de préparer notre corps à l'effort et réduit les risques de blessures. Les étirements aident à améliorer notre flexibilité, à prévenir la raideur musculaire et à favoriser une récupération plus rapide après l'exercice.

En conclusion, maintenir une activité physique régulière est crucial pour notre santé et notre bien-être à l'âge mûr. L'exercice régulier nous aide à préserver notre condition physique, à renforcer notre système cardiovasculaire, à améliorer notre équilibre et notre coordination, et à favoriser notre bien-être mental et émotionnel. Trouvons des activités qui nous plaisent, fixons-nous des objectifs réalisables et intégrons l'activité physique dans notre quotidien pour une vie active, énergique et saine après 50 ans.

CHAPITRE 4 : GÉRER LE STRESS ET CULTIVER LA DÉTENTE

Le stress fait partie intégrante de nos vies, mais à l'âge mûr, il peut avoir un impact plus prononcé sur notre santé et notre bien-être. Gérer le stress et cultiver la détente deviennent donc des aspects essentiels pour maintenir notre équilibre et notre qualité de vie. Dans ce chapitre, nous explorerons différentes stratégies et techniques pour gérer le stress et trouver des moments de détente dans notre quotidien.

Le stress peut provenir de diverses sources, telles que les responsabilités familiales, professionnelles, financières ou même les changements liés à l'âge. Il peut se manifester sous différentes formes, allant de l'anxiété et de l'irritabilité à des symptômes physiques tels que des maux de tête, des douleurs musculaires ou des troubles du sommeil. Apprendre à gérer le stress est essentiel pour prévenir l'impact négatif sur notre santé.

Une des premières étapes pour gérer le stress consiste à identifier les sources de stress dans notre vie. Cela peut nous aider à comprendre quels sont les facteurs qui contribuent à notre niveau de stress et à trouver des moyens de les atténuer. Parfois, il peut être nécessaire de faire des ajustements dans notre mode de vie, comme simplifier nos engagements, déléguer certaines tâches ou revoir nos priorités.

La pratique de techniques de relaxation est également très bénéfique pour gérer le stress. Parmi les techniques les plus courantes, on retrouve la respiration profonde, la méditation, le yoga et la visualisation. Ces pratiques nous aident à calmer notre esprit, à réduire notre tension musculaire et à favoriser un état de relaxation profonde. Il est recommandé de réserver quelques minutes chaque jour pour pratiquer ces techniques, afin de cultiver la détente et de réduire les effets néfastes du stress.

L'activité physique régulière dont nous avons discuté précédemment joue également un rôle important dans la gestion du stress. Lorsque nous faisons de l'exercice, notre corps libère des endorphines, des substances chimiques naturelles qui agissent comme des analgésiques naturels et procurent une sensation de bien-être. En intégrant l'activité physique à notre routine quotidienne, nous pouvons réduire notre niveau de stress et améliorer notre humeur.

Il est également important de trouver des activités qui nous procurent du plaisir et qui nous permettent de nous détendre. Que ce soit la lecture, le jardinage, la peinture, l'écoute de musique ou toute autre activité créative ou récréative, accorder du temps à ces passe-temps peut nous aider à nous évader du stress quotidien et à cultiver un sentiment de bien-être.

La gestion du stress ne serait pas complète sans prendre soin de notre bien-être mental et émotionnel. Il est important de trouver des moments pour se reposer, se ressourcer et se consacrer à des activités qui nous apportent de la joie et du contentement. Prendre le temps de socialiser avec nos proches, de partager nos pensées et nos émotions, ou même de consulter un professionnel de la santé mentale si nécessaire, peut être extrêmement bénéfique pour notre santé mentale et pour gérer le stress.

En conclusion, gérer le stress et cultiver la détente sont des éléments essentiels pour notre bien-être à l'âge mûr. En identifiant les sources de stress, en pratiquant des techniques de relaxation, en faisant de l'exercice régulièrement et en trouvant des activités qui nous procurent du plaisir, nous pouvons réduire les effets néfastes du stress et améliorer notre qualité de vie. N'oublions pas l'importance de prendre soin de notre bien-être mental et émotionnel, et trouvons un équilibre qui favorise la détente et la sérénité dans notre quotidien.

CHAPITRE 5 : PRENDRE SOIN DE SA PEAU ET DE SON APPARENCE

À l'âge mûr, prendre soin de sa peau et de son apparence revêt une importance particulière. Notre peau subit des changements naturels liés au vieillissement, tels que la perte d'élasticité, l'apparition de rides et de taches, ainsi qu'une diminution de la production de collagène. Dans ce chapitre, nous explorerons l'importance de prendre soin de sa peau à mesure que nous vieillissons et partagerons des conseils pour préserver une apparence saine et radieuse.

Une bonne routine de soins de la peau est essentielle pour maintenir sa santé et sa jeunesse. Il est important de nettoyer sa peau en profondeur, matin et soir, en utilisant des produits doux et adaptés à notre type de peau. Le nettoyage permet d'éliminer les impuretés, l'excès de sébum et les résidus de maquillage, ce qui aide à prévenir l'obstruction des pores et l'apparition de boutons.

Après le nettoyage, il est recommandé d'appliquer une crème hydratante adaptée à notre type de peau. L'hydratation est essentielle pour maintenir la souplesse et l'élasticité de la peau. Choisissez des crèmes riches en ingrédients hydratants tels que l'acide hyaluronique, la vitamine E ou l'aloès vera. N'oubliez pas d'appliquer également une crème solaire avec un facteur de protection solaire (FPS) approprié pour protéger votre peau des rayons UV nocifs.

En plus de l'hydratation, l'exfoliation régulière de la peau est également importante pour éliminer les cellules mortes et favoriser le renouvellement cellulaire. Cela permet d'améliorer la texture de la peau, de réduire l'apparence des rides et d'obtenir un teint plus éclatant. Choisissez un exfoliant doux adapté à votre peau et utilisez-le une à deux fois par semaine.

Une autre étape importante dans la routine de soins de la peau est l'utilisation d'un sérum. Les sérums sont des produits concentrés en ingrédients actifs qui ciblent des problèmes spécifiques tels que les rides, les taches pigmentaires ou le relâchement de la peau. Choisissez un sérum adapté à vos besoins et appliquez-le avant votre crème hydratante.

En plus des soins externes, il est également important de prendre soin de notre peau de l'intérieur. Une alimentation équilibrée, riche en fruits, légumes, protéines maigres et acides gras essentiels, contribue à maintenir la santé de notre peau. Assurez-vous de boire suffisamment d'eau pour maintenir une hydratation optimale de la peau.

Outre les soins de la peau, l'apparence générale joue également un rôle important dans notre bien-être. Prendre soin de son apparence peut contribuer à une meilleure estime de soi et à une plus grande confiance en soi. Prenez le temps de choisir des vêtements qui vous

 mettent en valeur, de soigner votre coiffure et de maintenir une bonne hygiène personnelle. N'hésitez pas à essayer de nouvelles coiffures ou de nouveaux styles vestimentaires pour vous sentir bien dans votre peau.

Enfin, il est important de se rappeler que la beauté ne se résume pas à une apparence extérieure. Cultivez des relations sociales positives, entourez-vous de personnes qui vous soutiennent et prenez du temps pour vous-même. Prendre soin de votre bien-être émotionnel et mental se reflétera sur votre apparence et vous aidera à rayonner de l'intérieur.

En conclusion, prendre soin de sa peau et de son apparence à l'âge mûr est un investissement précieux pour notre bien-être global. Une bonne routine de soins de la peau, une alimentation équilibrée, une hydratation adéquate et une estime de soi positive contribuent à préserver une apparence saine et radieuse. N'oubliez pas que la beauté réside dans la confiance et l'épanouissement personnel, alors prenez soin de vous et embrassez votre propre beauté à chaque étape de votre vie.

CHAPITRE 6 : LE SOMMEIL ET LA RÉCUPÉRATION POUR UNE VITALITÉ ACCRUE

Le sommeil joue un rôle fondamental dans notre santé et notre bien-être. À mesure que nous vieillissons, il devient encore plus crucial de prendre soin de notre sommeil et de favoriser une bonne récupération pour maintenir une vitalité optimale. Dans ce chapitre, nous explorerons l'importance du sommeil, les facteurs qui peuvent perturber notre repos et partagerons des conseils pour améliorer la qualité de notre sommeil et favoriser une récupération adéquate.

Le sommeil de qualité est essentiel pour notre corps et notre esprit. Pendant le sommeil, notre organisme se régénère et se répare, nos fonctions cognitives se consolident, notre système immunitaire se renforce, et notre équilibre émotionnel se régule. Cependant, avec l'âge, il est courant de rencontrer des changements dans notre sommeil, tels que des difficultés d'endormissement, des réveils nocturnes fréquents ou une diminution de la durée totale du sommeil.

Il existe plusieurs facteurs qui peuvent perturber notre sommeil. Le stress, les préoccupations, les problèmes de santé, les médicaments, les troubles respiratoires tels que l'apnée du sommeil et les habitudes de vie inappropriées, tels que la consommation excessive de caféine ou d'alcool, peuvent tous avoir un impact sur notre qualité de sommeil. Il est important d'identifier ces facteurs et de prendre des mesures pour les atténuer.

Une première étape pour favoriser un sommeil de qualité est de créer un environnement propice au repos. Assurez-vous que votre chambre est sombre, calme et bien ventilée. Investissez dans un matelas et des oreillers de qualité qui offrent un bon soutien à votre corps. Établissez une routine du coucher relaxante, en évitant les stimulants tels que les écrans d'ordinateur, de télévision ou de téléphone portable avant de dormir. Privilégiez plutôt des activités apaisantes, telles que la lecture, la méditation ou un bain chaud.

Maintenir une régularité dans les horaires de sommeil est également important. Essayez de vous coucher et de vous lever à des heures fixes, même les week-ends, pour réguler votre horloge interne et favoriser un sommeil plus réparateur. Évitez les siestes prolongées pendant la journée, car elles peuvent perturber votre rythme de sommeil nocturne.

La gestion du stress est également cruciale pour améliorer la qualité de notre sommeil. Trouvez des techniques de relaxation qui vous conviennent, comme la méditation, la respiration profonde, le yoga ou la visualisation. Pratiquez ces techniques régulièrement, surtout avant le coucher, pour vous détendre et calmer votre esprit.

Si malgré tous ces efforts, vous continuez à rencontrer des problèmes de sommeil, il peut être utile de consulter un professionnel de la santé. Ils pourront évaluer votre situation, vous fournir des conseils supplémentaires et, si nécessaire, vous prescrire des traitements ou des thérapies spécifiques pour améliorer votre sommeil.

En plus du sommeil, la récupération est tout aussi essentielle pour maintenir une vitalité accrue. Donnez à votre corps le temps de récupérer après des périodes d'effort physique ou mental intense. Écoutez vos besoins et accordez-vous des moments de repos et de détente. Prenez le temps de faire des activités qui vous plaisent et qui vous permettent de vous ressourcer, que ce soit lire un livre, faire une promenade dans la nature ou pratiquer un hobby.

En conclusion, le sommeil et la récupération sont des éléments clés pour maintenir une vitalité accrue à l'âge mûr. En adoptant de bonnes habitudes de sommeil, en créant un environnement propice au repos, en gérant le stress et en accordant une attention à notre récupération, nous pouvons améliorer la qualité de notre sommeil et favoriser une vitalité optimale. N'oubliez pas que le repos et la récupération sont indispensables pour préserver notre santé globale et profiter pleinement de la vie.

CHAPITRE 7 : PRÉSERVER LA SANTÉ MENTALE ET ÉMOTIONNELLE

À l'âge mûr, préserver sa santé mentale et émotionnelle devient essentiel pour maintenir une qualité de vie épanouissante. Les changements physiques, les transitions de vie et les défis quotidiens peuvent affecter notre bien-être psychologique. Dans ce chapitre, nous explorerons l'importance de prendre soin de notre santé mentale et émotionnelle, et partagerons des conseils pour préserver un équilibre mental et émotionnel positif.

La santé mentale et émotionnelle est un aspect souvent négligé, mais tout aussi important que la santé physique. Prendre soin de notre esprit et de nos émotions contribue à une vie plus équilibrée et satisfaisante. Une première étape pour préserver sa santé mentale est de reconnaître et de gérer ses émotions. Il est normal de ressentir une gamme d'émotions, y compris le stress, l'anxiété, la tristesse ou la colère. Apprenez à identifier vos émotions, à les exprimer de manière saine et à trouver des moyens de les gérer.

Le soutien social joue un rôle crucial dans notre santé mentale. Maintenez des relations positives et soutenantes avec vos proches, vos amis et votre communauté. Partagez vos préoccupations, vos joies et vos difficultés avec des personnes de confiance. Si vous vous sentez isolé ou avez du mal à établir des liens sociaux, envisagez de vous engager dans des activités ou des groupes qui vous intéressent. Les interactions sociales peuvent favoriser un sentiment d'appartenance et de bien-être.

La pratique régulière d'activités qui favorisent la détente et le plaisir est également bénéfique pour préserver la santé mentale et émotionnelle. Faites des choses que vous aimez, qu'il s'agisse de hobbies, de voyages, de pratiques artistiques ou de moments de détente. Accordez-vous du temps pour vous-même, pour vous ressourcer et cultiver vos passions.

La gestion du stress est un élément clé pour préserver la santé mentale. Identifiez les sources de stress dans votre vie et cherchez des stratégies pour les réduire ou les gérer efficacement. Cela peut inclure des techniques de relaxation, telles que la méditation ou la respiration profonde, la pratique d'exercices physiques réguliers, l'adoption de routines structurées et l'apprentissage de techniques de gestion du temps.

La recherche d'un équilibre entre vie professionnelle et vie personnelle est également essentielle pour préserver sa santé mentale. Accordez-vous des moments de pause et de repos, évitez le surmenage et apprenez à définir des limites claires entre votre vie professionnelle et votre vie personnelle. Prenez soin de vous-même en vous offrant des moments de détente et de plaisir en dehors du travail.

Si vous rencontrez des difficultés persistantes au niveau de votre santé mentale ou émotionnelle, n'hésitez pas à demander de l'aide professionnelle. Les professionnels de la santé mentale, tels que les psychologues ou les psychiatres, peuvent vous offrir un soutien adapté à vos besoins et vous aider à développer des stratégies pour préserver votre bien-être psychologique.

En conclusion, préserver la santé mentale et émotionnelle est essentiel pour une vie épanouissante à l'âge mûr. En prenant soin de vos émotions, en cultivant des relations positives, en pratiquant des activités de détente et en gérant le stress, vous pouvez maintenir un équilibre mental et émotionnel positif. N'oubliez pas qu'il est important de demander de l'aide lorsque cela est nécessaire et de prendre soin de vous-même à tous les niveaux de votre être.

CHAPITRE 8 :
RENFORCER LES LIENS
SOCIAUX ET CRÉER
DES CONNEXIONS

Les liens sociaux jouent un rôle fondamental dans notre bien-être et notre bonheur à tout âge. À mesure que nous avançons dans la vie, il est important de renforcer nos relations sociales et de créer de nouvelles connexions pour maintenir une vie sociale épanouissante. Dans ce chapitre, nous explorerons l'importance des liens sociaux, les avantages d'une vie sociale active et partagerons des conseils pour renforcer vos relations et créer de nouvelles connexions enrichissantes.

Les relations sociales sont essentielles pour notre bien-être émotionnel et mental. Interagir avec d'autres personnes nous permet de nous sentir connectés, compris et soutenus. Les amis, la famille, les collègues et la communauté peuvent jouer un rôle important dans notre vie en nous offrant un réseau de soutien et des occasions de partage et de plaisir.

Pour renforcer vos liens sociaux existants, prenez le temps de cultiver vos relations. Accordez de l'importance à vos proches en leur montrant de l'écoute, de l'empathie et de l'intérêt pour leur vie. Organisez des rencontres régulières, que ce soit pour partager un repas, participer à des activités communes ou simplement discuter autour d'une tasse de café. N'hésitez pas à exprimer votre gratitude et à montrer votre appréciation envers vos proches, car cela renforce les liens affectifs.

Il est également bénéfique d'explorer de nouvelles opportunités de socialisation. Rejoignez des clubs, des groupes d'intérêt ou des associations qui correspondent à vos passions et à vos centres d'intérêt. Cela vous permettra de rencontrer de nouvelles personnes partageant les mêmes intérêts, ce qui favorisera la création de nouvelles connexions et l'élargissement de votre cercle social. Les activités de bénévolat peuvent également être une excellente occasion de rencontrer des personnes engagées dans des causes similaires et de vous sentir utile au sein de votre communauté.

Les avancées technologiques offrent également de nouvelles possibilités pour maintenir des liens sociaux, même à distance. Utilisez les réseaux sociaux, les applications de messagerie instantanée et les appels vidéo pour rester en contact avec vos proches, surtout si vous êtes éloignés géographiquement. Organisez des rencontres virtuelles, participez à des groupes de discussion en ligne ou partagez des moments spéciaux avec vos proches, même à distance.

Il est important de noter que la qualité des liens sociaux prime sur la quantité. Il n'est pas nécessaire d'avoir un grand nombre d'amis, mais plutôt d'avoir des relations profondes et significatives. Investissez du temps et de l'énergie dans les relations qui vous apportent un soutien réciproque, une compréhension mutuelle et des moments de joie.

En conclusion, renforcer les liens sociaux et créer de nouvelles connexions sont des aspects importants de la vie à l'âge mûr.

Les relations sociales contribuent à notre bien-être émotionnel, mental et même physique. Prenez le temps de cultiver vos relations existantes, de créer de nouvelles connexions et d'explorer de nouvelles opportunités de socialisation. Vous constaterez que des liens sociaux solides enrichissent votre vie et vous procurent un sentiment de connexion et de bonheur.

CHAPITRE 9 :
GARDER UN ESPRIT ACTIF GRÂCE À L'APPRENTISSAGE CONTINU

À mesure que nous avançons dans la vie, il est essentiel de maintenir notre esprit actif et alerte. L'apprentissage continu est un moyen efficace de stimuler notre cerveau, d'élargir nos connaissances et de favoriser un vieillissement sain. Dans ce chapitre, nous explorerons l'importance de garder un esprit actif, les avantages de l'apprentissage continu et partagerons des conseils pour incorporer l'apprentissage tout au long de la vie dans votre quotidien.

L'apprentissage continu offre de nombreux avantages pour notre bien-être mental et cognitif. Il stimule notre cerveau, améliore notre mémoire, renforce notre capacité de concentration et nous permet de rester curieux et engagés dans le monde qui nous entoure. De plus, l'apprentissage continu peut nous aider à acquérir de nouvelles compétences, à élargir nos horizons et à maintenir notre confiance en nous.

Il existe de nombreuses façons d'incorporer l'apprentissage continu dans notre vie quotidienne. Une option est de suivre des cours ou des ateliers dans des domaines qui vous intéressent. Que ce soit l'apprentissage d'une nouvelle langue, la pratique d'un instrument de musique ou l'exploration d'une discipline artistique, ces activités vous permettront de stimuler votre esprit tout en vous procurant du plaisir et de la satisfaction.

Les livres et la lecture sont également d'excellents moyens d'élargir vos connaissances et de garder votre esprit actif. Choisissez des livres sur des sujets variés, explorez différentes genres littéraires et laissez-vous emporter par des histoires captivantes. La lecture régulière nourrit votre esprit, améliore votre vocabulaire et votre compréhension, tout en stimulant votre imagination.

Internet offre une multitude de ressources pour l'apprentissage continu. Explorez des sites web éducatifs, des plateformes de formation en ligne et des podcasts qui vous permettent d'approfondir vos connaissances dans des domaines qui vous intéressent. Vous pouvez également suivre des conférences en ligne, des webinaires ou rejoindre des forums de discussion pour échanger avec d'autres passionnés.

L'apprentissage ne se limite pas aux connaissances académiques. Vous pouvez également vous lancer dans de nouvelles activités qui vous mettent au défi mentalement, telles que les jeux de société, les puzzles ou les énigmes. Ces activités stimulent votre réflexion, votre résolution de problèmes et votre capacité d'adaptation.

Une autre manière d'incorporer l'apprentissage continu est de partager vos connaissances avec les autres. Devenez un mentor ou un bénévole dans votre communauté. Transmettez vos compétences et vos expériences à d'autres personnes, que ce soit en participant à des programmes d'encadrement ou en offrant des cours ou des ateliers dans votre domaine d'expertise. L'enseignement est une expérience gratifiante qui renforce votre propre apprentissage tout en aidant les autres à grandir.

Enfin, n'ayez pas peur de sortir de votre zone de confort et d'explorer de nouvelles idées et perspectives. Soyez ouvert aux changements, aux opinions différentes et aux défis intellectuels. Cela vous permettra de continuer à grandir, à évoluer et à maintenir un esprit vif et actif.

En conclusion, garder un esprit actif grâce à l'apprentissage continu est un moyen efficace de stimuler notre cerveau et de favoriser un vieillissement sain. En incorporant l'apprentissage tout au long de la vie dans votre quotidien, vous enrichirez votre esprit, élargirez vos connaissances et continuerez à vous épanouir tout au long de votre parcours.

CHAPITRE 10 : LA SEXUALITÉ ET L'INTIMITÉ À L'ÂGE ADULTE

La sexualité et l'intimité sont des aspects importants de notre vie, quel que soit notre âge. À mesure que nous avançons dans l'âge adulte, il est essentiel de reconnaître l'importance de maintenir une vie sexuelle épanouissante et d'entretenir des relations intimes satisfaisantes. Dans ce chapitre, nous explorerons les changements qui peuvent survenir dans la sexualité à mesure que nous vieillissons, les défis auxquels nous pourrions être confrontés et les moyens d'entretenir une intimité émotionnelle et physique satisfaisante.

Il est important de comprendre que la sexualité évolue tout au long de notre vie, y compris à mesure que nous vieillissons. Les changements hormonaux, les conditions médicales et les facteurs psychologiques peuvent avoir une influence sur notre désir sexuel, notre performance et notre satisfaction sexuelle. Il est essentiel d'accepter ces changements et d'adapter nos attentes en matière de sexualité en fonction de notre réalité.

La communication ouverte et honnête est essentielle pour maintenir une intimité et une satisfaction sexuelle. Il est important de dialoguer avec votre partenaire sur vos besoins, vos désirs et vos limites. Parlez ouvertement de vos préoccupations et de vos attentes afin de favoriser une compréhension mutuelle et de trouver des moyens de maintenir une intimité épanouissante.

Il est également crucial de prendre soin de votre santé physique et émotionnelle pour soutenir votre vie sexuelle. Maintenir une bonne hygiène de vie, avoir une alimentation équilibrée, faire de l'exercice régulièrement et gérer le stress sont autant de facteurs qui peuvent avoir un impact positif sur votre libido et votre bien-être général. N'hésitez pas à consulter un professionnel de la santé si vous rencontrez des problèmes persistants qui affectent votre sexualité.

Il est important de reconnaître que l'intimité émotionnelle est tout aussi importante que l'intimité physique. L'établissement de liens émotionnels solides avec votre partenaire favorise une plus grande satisfaction sexuelle. Prenez le temps de partager des moments de tendresse, d'exprimer votre amour et votre appréciation mutuelle. N'oubliez pas que l'intimité se construit également en dehors de la chambre à coucher, à travers des gestes d'affection, des conversations profondes et des moments de complicité.

Il est normal que la fréquence et les préférences sexuelles puissent varier d'une personne à l'autre à mesure que nous vieillissons. Il est important d'accepter ces différences et de trouver un équilibre qui convient à vous et à votre partenaire. L'expérimentation et l'exploration peuvent être des moyens d'apporter de la nouveauté et de la variété à votre vie sexuelle, en essayant de nouvelles techniques ou en envisageant de nouvelles formes d'intimité qui correspondent à vos besoins et à vos désirs.

Il est également essentiel de reconnaître que la sexualité ne se limite pas à l'activité sexuelle en elle-même. L'intimité et l'affection peuvent être exprimées de différentes manières, notamment à travers le toucher, les câlins, les massages et les moments de tendresse. L'important est de maintenir une connexion physique et émotionnelle avec votre partenaire, en adaptant vos pratiques à vos besoins et à vos capacités.

En conclusion, la sexualité et l'intimité restent des aspects importants de notre vie à mesure que nous vieillissons. En comprenant les changements qui peuvent survenir, en communiquant ouvertement avec notre partenaire et en prenant soin de notre bien-être physique et émotionnel, nous pouvons maintenir une vie sexuelle épanouissante et une intimité satisfaisante. N'ayez pas peur d'explorer de nouvelles façons de vous connecter et de partager votre affection avec votre partenaire, car la sexualité et l'intimité peuvent continuer à évoluer et à s'épanouir tout au long de votre parcours de vie.

CHAPITRE 11 : PRÉVENIR LES PROBLÈMES DE SANTÉ COURANTS

À mesure que nous avançons dans l'âge adulte, il est essentiel de prendre des mesures pour prévenir les problèmes de santé courants et maintenir notre bien-être général. La prévention est souvent plus facile et plus efficace que le traitement, c'est pourquoi il est important de connaître les stratégies et les habitudes de vie qui peuvent aider à prévenir les problèmes de santé. Dans ce chapitre, nous explorerons les mesures préventives pour les problèmes de santé courants, les bonnes pratiques à adopter et les choix de vie sains qui peuvent faire une différence significative.

1. Maintenir une alimentation équilibrée : Une alimentation saine et équilibrée est la base d'une bonne santé. Adoptez une alimentation riche en fruits, légumes, grains entiers, protéines maigres et graisses saines. Limitez votre consommation de sucre, de sel et d'aliments transformés. Assurez-vous d'obtenir tous les nutriments essentiels dont votre corps a besoin pour fonctionner de manière optimale.

2. Faire de l'exercice régulièrement : L'activité physique est cruciale pour maintenir un poids santé, renforcer votre

système cardiovasculaire, améliorer votre humeur et prévenir de nombreuses maladies chroniques. Trouvez une activité physique que vous aimez et essayez de l'incorporer dans votre routine quotidienne. Que ce soit la marche, la natation, le yoga ou la danse, l'important est de rester actif et de bouger régulièrement.

3. Éviter le tabagisme et l'alcool excessif : Le tabagisme est l'une des principales causes de maladies évitables, notamment les maladies cardiaques, le cancer et les maladies respiratoires. Évitez de fumer et protégez-vous des fumées secondaires. En ce qui concerne l'alcool, consommez-le de manière modérée et responsable, en respectant les recommandations de santé.

4. Maintenir un poids santé : Maintenir un poids santé est important pour prévenir de nombreux problèmes de santé, tels que le diabète de type 2, les maladies cardiaques et l'arthrite. Adoptez des habitudes alimentaires saines et restez actif pour maintenir un poids équilibré.

5. Effectuer des examens médicaux réguliers : Les examens médicaux réguliers sont essentiels pour détecter précocement les problèmes de santé et prendre les mesures nécessaires. Consultez votre médecin régulièrement et effectuez les examens recommandés en fonction de votre âge et de votre sexe, tels que les dépistages du cancer, les tests sanguins et les contrôles de la pression artérielle.

6. Protéger votre peau du soleil : Une exposition excessive au soleil peut entraîner des problèmes de peau, notamment le cancer de la peau. Protégez-vous en utilisant une crème solaire avec un indice de protection élevé, en portant des vêtements de protection et en évitant l'exposition directe au soleil pendant les heures les plus chaudes de la journée.

7. Gérer le stress : Le stress chronique peut avoir un impact négatif sur votre santé mentale et physique. Apprenez des techniques de gestion du stress, telles que la méditation, le yoga, la respiration profonde ou la pratique d'activités relaxantes. Trouvez des moyens sains de faire face au stress et de favoriser votre bien-être global.

8. Dormir suffisamment : Un sommeil adéquat est essentiel pour une bonne santé. Essayez de maintenir une routine de sommeil régulière, de créer un environnement propice au sommeil et de vous détendre avant de vous coucher. Le sommeil de qualité contribue à renforcer votre système immunitaire, à réguler votre humeur et à favoriser une meilleure concentration.

En adoptant ces mesures préventives et en faisant des choix de vie sains, vous pouvez réduire considérablement les risques de développer des problèmes de santé courants. Prenez soin de votre corps, écoutez vos besoins et soyez proactif dans la préservation de votre santé.

CHAPITRE 12 : LES BIENFAITS DE LA MÉDITATION ET DE LA PLEINE CONSCIENCE

La méditation et la pleine conscience sont des pratiques ancestrales qui gagnent de plus en plus en popularité dans notre société moderne. Ces techniques peuvent apporter de nombreux bienfaits pour notre santé mentale, émotionnelle et physique. Dans ce chapitre, nous explorerons en détail les bienfaits de la méditation et de la pleine conscience, ainsi que les différentes façons de les intégrer dans notre vie quotidienne.

La méditation est une pratique qui consiste à se concentrer pleinement sur l'instant présent, en se détachant des pensées et des préoccupations du passé ou du futur. Elle peut se faire en adoptant une posture confortable, en se concentrant sur la respiration, en récitant des mantras ou en se focalisant sur un objet ou une sensation spécifique. La méditation aide à calmer l'esprit, à cultiver la présence et à cultiver un état de tranquillité intérieure.

La pleine conscience, quant à elle, est une approche qui consiste à porter une attention intentionnelle à l'instant présent, en étant conscient de ses pensées, de ses émotions et de ses sensations corporelles sans jugement. C'est une pratique qui favorise l'acceptation, la bienveillance envers soi-même et l'ouverture à l'expérience présente. La pleine conscience peut être intégrée dans diverses activités quotidiennes, telles que manger, marcher, écouter de la musique ou interagir avec les autres.

Les bienfaits de la méditation et de la pleine conscience sont nombreux et variés. Voici quelques-uns des avantages les plus couramment observés :

1. Réduction du stress : La méditation et la pleine conscience aident à réduire le stress en apaisant l'esprit et en favorisant la relaxation. Ces pratiques nous permettent de nous libérer des pensées négatives, des soucis et des ruminations, ce qui entraîne une diminution du stress et de l'anxiété.

2. Amélioration de la santé mentale : La méditation et la pleine conscience sont bénéfiques pour la santé mentale. Elles favorisent la clarté mentale, la concentration, la créativité et la gestion des émotions. Ces pratiques peuvent également être utiles pour les personnes souffrant de dépression, d'anxiété ou de troubles de l'humeur.

3. Renforcement de la résilience : La méditation et la pleine conscience aident à développer une plus grande résilience face aux défis et aux difficultés de la vie. Elles nous permettent de cultiver une attitude d'acceptation, de lâcher-prise et de réponses plus adaptatives aux situations stressantes.

4. Amélioration du bien-être physique : La méditation et la pleine conscience ont également des effets positifs sur notre bien-être physique. Elles contribuent à réduire la tension artérielle, à renforcer le système immunitaire et à favoriser un sommeil

de meilleure qualité. Ces pratiques peuvent également aider à soulager les douleurs chroniques et à améliorer la gestion des maladies chroniques.

5. Développement de l'empathie et des relations interpersonnelles : La méditation et la pleine conscience favorisent une plus grande empathie envers so

i-même et envers les autres. Elles nous aident à cultiver des relations plus harmonieuses et authentiques, en améliorant notre capacité à écouter, à comprendre et à communiquer de manière plus bienveillante.

Il existe de nombreuses façons de pratiquer la méditation et la pleine conscience. Vous pouvez choisir de suivre des séances guidées, de participer à des retraites de méditation, de rejoindre des groupes de méditation ou de pratiquer chez vous de manière autonome. L'essentiel est de trouver une approche qui vous convient et de l'intégrer régulièrement dans votre vie quotidienne.

En conclusion, la méditation et la pleine conscience offrent de nombreux bienfaits pour notre bien-être mental, émotionnel et physique. En adoptant ces pratiques, vous pouvez développer une plus grande conscience de vous-même, cultiver la sérénité et améliorer votre qualité de vie. N'hésitez pas à explorer ces techniques et à les intégrer dans votre routine quotidienne pour en récolter les bénéfices durables.

CHAPITRE 13 :
ENTRETENIR UNE
ATTITUDE POSITIVE
ET OPTIMISTE

Une attitude positive et optimiste peut jouer un rôle essentiel dans notre bien-être émotionnel et notre qualité de vie. En cultivant une mentalité positive, nous sommes mieux équipés pour faire face aux défis de la vie, maintenir des relations saines et trouver la satisfaction dans nos expériences quotidiennes. Dans ce chapitre, nous explorerons l'importance d'entretenir une attitude positive et optimiste, ainsi que des stratégies pratiques pour cultiver cette mentalité positive.

1. Comprendre le pouvoir de la pensée positive : Nos pensées ont un impact significatif sur notre perception de la réalité et sur notre bien-être émotionnel. En adoptant une attitude positive, nous pouvons transformer nos pensées négatives en pensées constructives. Il est essentiel de prendre conscience de nos schémas de pensée négatifs et de les remplacer par des affirmations positives et des pensées encourageantes.

2. Pratiquer la gratitude : La gratitude est une pratique puissante pour entretenir une attitude positive. Prenez régulièrement le temps de réfléchir aux aspects positifs de votre vie et exprimez

votre gratitude envers les personnes, les expériences et les choses qui vous entourent. La gratitude vous permettra de vous focaliser sur le positif plutôt que sur le négatif.

3. Entourer-vous de personnes positives : Notre entourage a une influence considérable sur notre attitude et notre perception du monde. Cherchez à vous entourer de personnes positives, optimistes et bienveillantes. Éloignez-vous des relations toxiques qui peuvent nuire à votre bien-être émotionnel. Entretenez des amitiés qui vous soutiennent et vous inspirent.

4. Adopter une vision constructive des échecs : Les échecs font partie de la vie, mais il est essentiel d'adopter une vision constructive face à ces expériences. Voyez les échecs comme des opportunités d'apprentissage et de croissance. Utilisez-les comme des moteurs de motivation pour persévérer et atteindre vos objectifs.

5. Cultiver l'optimisme réaliste : L'optimisme réaliste consiste à maintenir une attitude positive tout en étant conscient des défis et des obstacles. Il s'agit de croire en votre capacité à surmonter les difficultés, tout en étant réaliste quant aux efforts nécessaires. L'optimisme réaliste vous aide à garder une perspective équilibrée et à trouver des solutions constructives face aux défis.

6. Pratiquer l'autocompassion : L'autocompassion consiste à être bienveillant envers vous-même, à vous traiter avec gentillesse et à vous accorder le pardon lorsque vous faites face à des difficultés. N'oubliez pas que vous êtes humain et que vous avez le droit de faire des erreurs. Soyez patient avec vous-même et cultivez une attitude d'amour et de bienveillance envers vous-même.

7. Cultiver des pensées positives par le langage : Faites attention

aux mots que vous utilisez pour vous parler et pour décrire vos expériences. Utilisez un langage positif et encourageant pour renforcer votre attitude positive. Remplacez les mots négatifs par des mots positifs et utilisez des affirmations positives pour vous motiver.

En entretenant une attitude positive et optimiste, vous pourrez faire face aux difficultés avec résilience, trouver la satisfaction dans les petites joies de la vie et maintenir des relations saines et épanouissantes. La mentalité positive est un choix que vous pouvez faire chaque jour pour cultiver votre bien-être émotionnel et créer une vie plus épanouissante.

CHAPITRE 14 : TROUVER UN ÉQUILIBRE ENTRE TRAVAIL ET LOISIRS

Dans notre société moderne où le travail occupe une place prépondérante, il est essentiel de trouver un équilibre entre nos responsabilités professionnelles et notre temps libre. Un déséquilibre entre travail et loisirs peut entraîner du stress, de la fatigue et une diminution de notre qualité de vie. Dans ce chapitre, nous explorerons l'importance de trouver un équilibre sain entre travail et loisirs, ainsi que des stratégies pratiques pour y parvenir.

1. Comprendre l'importance de l'équilibre : Un équilibre entre travail et loisirs est essentiel pour notre bien-être global. Le travail est important, mais il ne doit pas prendre toute la place dans notre vie. Accorder du temps à nos loisirs, à nos passions et à notre bien-être contribue à nourrir notre énergie, notre créativité et notre satisfaction personnelle.

2. Définir vos priorités : Il est essentiel de définir clairement vos priorités et de hiérarchiser vos engagements. Identifiez ce qui est vraiment important pour vous dans votre vie, que ce soit votre carrière, votre famille, vos loisirs ou votre santé. En ayant une vision claire de vos priorités, vous pourrez allouer votre temps et

votre énergie de manière plus équilibrée.

3. Établir des limites : Fixez des limites claires entre votre vie professionnelle et votre vie personnelle. Apprenez à dire non aux demandes excessives qui empiètent sur votre temps libre. Créez des rituels pour marquer la transition entre le travail et les loisirs, comme prendre quelques instants pour vous détendre avant de rentrer chez vous.

4. Planifier votre temps libre : Accordez une attention particulière à la planification de votre temps libre. Réservez du temps dans votre emploi du temps pour vos activités de loisirs et vos passions. Que ce soit du sport, des sorties culturelles, des moments en famille ou simplement du temps pour vous détendre, assurez-vous de prévoir ces moments comme des rendez-vous importants avec vous-même.

5. Pratiquer la gestion du temps : Apprenez à gérer votre temps de manière efficace et efficiente. Identifiez les tâches prioritaires, utilisez des outils de planification et de gestion du temps, et adoptez des stratégies de productivité pour optimiser votre travail. En étant organisé et en maximisant votre efficacité, vous pourrez libérer du temps pour vos loisirs.

6. Cultiver des loisirs épanouissants : Trouvez des activités de loisirs qui vous procurent du plaisir, de la détente et un sentiment d'accomplissement. Que ce soit le sport, la lecture, la musique, les voyages ou les loisirs créatifs, investissez du temps dans des activités qui vous passionnent et qui vous permettent de vous ressourcer.

7. Pratiquer la pleine conscience : Intégrez la pleine conscience dans vos activités quotidiennes, qu'il s'agisse du travail ou des

loisirs. Soyez pleinement présent dans l'instant, en appréciant pleinement les expériences que vous vivez. La pleine conscience vous permet de profiter pleinement de chaque moment et de diminuer le stress lié aux préoccupations professionnelles.

En trouvant un équilibre entre travail et loisirs, vous pourrez profiter d'une meilleure qualité de vie, d'une plus grande satisfaction personnelle et d'un bien-être global. En accordant une attention équilibrée à votre travail et à vos loisirs, vous pourrez cultiver un équilibre harmonieux et épanouissant dans votre vie quotidienne.

CHAPITRE 15 :
PLANIFIER POUR
L'AVENIR ET VIVRE UNE
VIE ÉPANOUISSANTE
APRÈS 50 ANS

L'âge de 50 ans marque souvent une étape importante dans la vie, où l'on commence à réfléchir davantage à l'avenir et à la manière de vivre une vie épanouissante. C'est le moment idéal pour prendre le temps de planifier et de préparer l'avenir afin de profiter pleinement de cette nouvelle phase de votre vie. Dans ce chapitre, nous explorerons l'importance de la planification pour l'avenir et des stratégies pratiques pour vivre une vie épanouissante après 50 ans.

1. Réfléchir à vos objectifs et aspirations : Prenez le temps de réfléchir à ce que vous souhaitez accomplir et expérimenter dans les années à venir. Identifiez vos objectifs personnels, professionnels, familiaux et de bien-être. Cette réflexion vous aidera à définir une vision claire de ce que vous voulez pour votre avenir.

2. Établir un plan financier solide : À l'approche de la retraite,

il est crucial d'établir un plan financier solide. Évaluez votre situation financière, examinez vos investissements et votre épargne, et faites appel à un professionnel si nécessaire. Planifiez vos dépenses et votre budget afin de vous assurer une stabilité financière à long terme.

3. Prendre soin de votre santé : La santé devient une préoccupation majeure après 50 ans. Assurez-vous de prendre soin de votre santé physique, mentale et émotionnelle. Adoptez une alimentation équilibrée, engagez-vous dans une activité physique régulière et faites des bilans de santé réguliers. N'oubliez pas de prendre également soin de votre bien-être émotionnel en cherchant un soutien si nécessaire.

4. Cultiver des relations significatives : Les relations sociales jouent un rôle essentiel dans notre bonheur et notre épanouissement. Investissez du temps et de l'énergie dans vos relations familiales, amicales et amoureuses. Entourez-vous de personnes positives et bienveillantes, participez à des activités sociales et engagez-vous dans des projets communautaires pour nourrir vos liens sociaux.

5. Explorer de nouvelles passions et intérêts : Après 50 ans, il est temps d'explorer de nouvelles passions et intérêts. Essayez de nouvelles activités, inscrivez-vous à des cours ou des ateliers, rejoignez des groupes ou des associations liés à vos centres d'intérêt. Cette exploration vous permettra de rester curieux, de stimuler votre créativité et d'élargir vos horizons.

6. S'engager dans le bénévolat et l'engagement communautaire : Contribuez à la société en vous engageant dans des activités de bénévolat ou des projets communautaires. En donnant de votre temps et de vos compétences, vous contribuez à faire une différence positive dans la vie des autres et vous ressentez une

satisfaction personnelle accrue.

7. Planifier des moments de détente et de plaisir : Ne négligez pas l'importance de la détente et du plaisir dans votre vie quotidienne. Accordez-vous des moments de repos,

 de relaxation et de plaisir. Que ce soit en voyageant, en pratiquant un hobby ou en prenant du temps pour vous-même, planifiez ces moments dans votre emploi du temps pour vous assurer une vie épanouissante et équilibrée.

En planifiant pour l'avenir et en adoptant des stratégies pratiques, vous pouvez vivre une vie épanouissante après 50 ans. Prenez le temps de réfléchir à vos objectifs, de prendre soin de votre santé, de cultiver des relations significatives, d'explorer de nouvelles passions et intérêts, et de planifier des moments de détente et de plaisir. Cette approche proactive vous permettra de profiter pleinement de cette nouvelle étape de votre vie et de vivre avec bonheur et épanouissement.

CONCLUSION

"Prendre soin de soi après 50 ans" est un livre qui explore les différents aspects importants de la vie après cet âge charnière. À travers ses quinze chapitres, il met en lumière l'importance de prendre soin de soi, tant sur le plan physique, mental que social, pour vivre une vie épanouissante et équilibrée.

Ce livre nous rappelle l'importance de se consacrer du temps et de l'énergie pour prendre soin de notre santé physique en adoptant une nutrition équilibrée, en maintenant une activité physique régulière et en prenant soin de notre peau et de notre apparence. Il souligne également l'importance du sommeil et de la récupération pour maintenir une vitalité accrue.

La santé mentale et émotionnelle occupent une place centrale dans ce livre, avec des chapitres dédiés à la gestion du stress, à la préservation de la santé mentale et émotionnelle, ainsi qu'à la cultive de l'attitude positive et optimiste. L'auteur met également en avant l'importance des liens sociaux et des relations significatives, ainsi que de l'apprentissage continu et du maintien d'un esprit actif.

Le livre aborde également des sujets tels que la sexualité et l'intimité à l'âge adulte, la prévention des problèmes de santé courants, les bienfaits de la méditation et de la pleine conscience, ainsi que la planification pour l'avenir et la recherche d'un équilibre entre travail et loisirs.

En conclusion, "Prendre soin de soi après 50 ans" est un guide précieux pour tous ceux qui approchent ou ont dépassé cet âge, offrant des conseils pratiques, des réflexions et des stratégies pour vivre une vie épanouissante. Que ce soit en adoptant de saines habitudes de vie, en cultivant des relations significatives, en explorant de nouvelles passions ou en prenant soin de notre bien-être émotionnel, ce livre nous rappelle que prendre soin de soi est un investissement précieux pour une vie équilibrée et épanouissante à tout âge.